Traumaticismus und Infection.

Nach einer Rede, gehalten in der
ersten allgemeinen Sitzung des XIII. internationalen
medicinischen Congresses zu Paris
am 2. August 1900

von

Rudolf Virchow.

Berlin.
Druck und Verlag von Georg Reimer.
1900.

Die nachstehende Abhandlung ist die nachträgliche Aufzeichnung einer frei und in deutscher Sprache gehaltenen Rede. Der Verfasser entsprach damit einer Aufforderung, welche der Präsident des Congresses an ihn gerichtet hatte. Die Sitzung fand in dem ungeheuren Festsaale der Ausstellung statt. Die Reden, welche in dem ersten (officiellen) Theil der Sitzung gehalten waren, hatten von dem grossen Zuhörer-Kreise entweder gar nicht, oder nur bruchstückweise gehört werden können; die weit entfernten Tribünen hatten angefangen, sich zu entleeren, viele ihrer Besucher waren damit beschäftigt, Plätze zu suchen, welche den Rednern näher lagen. Die Unruhe wurde immer grösser. Unter diesen Umständen erschien es aussichtslos, in dem zweiten (wissenschaftlichen) Theile der Sitzung eine Rede zu lesen. So ist es gekommen, dass mein Vortrag vollkommen frei gesprochen wurde. Die jetzige Aufzeichnung folgt dem damaligen Gedankengange, ohne den nicht aufgezeichneten Wortlaut wiedergeben zu können.

Hochgeehrte Anwesende!

Als der Herr General-Secretär vorher eine Uebersicht der früheren Congresse gab und die Zahl ihrer Mitglieder mittheilte, wurde ich lebhaft erinnert an den ersten internationalen medicinischen Congress, der im Jahre 1867 hier in Paris stattfand. Von der kleinen Zahl der damals versammelten Aerzte, zu denen auch ich gehörte, sehe ich nur wenige unter uns. Und doch war gerade damals die medicinische Schule an einem ihrer Höhepunkte angelangt. Fast jeder junge Mediciner, der vorwärts strebte, betrachtete Paris als das Ziel seiner Wanderung. Der internationale Gedanke war kaum erwacht. Die Neugeburt der medicinischen Wissenschaft, welche Boerhaave in Leiden und

Morgagni in Padua vorbereitet hatten, war wesentlich in französische Pflege gelegt: die Schüler von Bichat, dessen Standbild im Hofe der Facultät von der Bewunderung des damaligen Congresses Zeugniss giebt, waren die maassgebenden Autoritäten der inneren und der äusseren Klinik geworden. Wir alle hatten gelernt, mit Verehrung zu Laennec und Dupuytren aufzuschauen; in unserem damaligen Präsidenten, in Bouillaud, begrüssten wir den letzten Repräsentanten einer halbhundertjährigen glorreichen Entwicklung der Pariser Schule.

Wer hätte es ahnen können, dass heute, nur ein halbes Jahrhundert später, Tausende von Aerzten aus allen Ländern des Erdballes sich hier versammeln würden, unter denen kein Gegensatz der Schulen, kein ausschliessender Ehrgeiz der Nationen besteht, — alle erfüllt von gleichem Streben, arbeitend nach gleichmässiger Methode, die Wahrheit suchend in objectiver, naturwissenschaftlicher Forschung! Welche Erweiterung des Wissens, welche Vermehrung der Kenntnisse und zugleich welche Verstärkung der Arbeitskräfte! Diejenigen haben gewiss Recht, die erfahren wollen, welche neuen Kenntnisse gewonnen worden sind, aber die Geschichte weist mit noch mehr Recht darauf hin, dass es nicht nur Kenntnisse sind, durch welche der Fortschritt des Menschengeschlechts bedingt wird, sondern in weit höherem Maasse die Richtung des Strebens, die Gewohnheit des Denkens, die Methode der Betrachtung der Dinge.

Bis gegen das Ende des vorigen Jahrhunderts ging man von der Einheit des Menschen als von der Grundlage jeder physiologischen oder pathologischen Betrachtung aus. Noch bis auf Morgagni galt es als das natürliche Ziel einer jeden Classification der Krankheiten, sie nach den grossen Gegenden des Körpers zu ordnen. Wie noch heute der gemeine Mann seine erste Frage dahin richtet, ob bei ihm eine Krankheit des Kopfes, der Brust, des Unterleibes u. s. w. vorliegt, so fand auch der Gelehrte des 18. Jahrhunderts seine Aufgabe erledigt, wenn es ihm gelang, die Gegend des Körpers zu bestimmen, in welcher die Krankheit sass. Daher betitelte auch Morgagni sein berühmtes Werk: „de sedibus morborum“, freilich mit dem bedeutsamen Zusatz: „de causis morborum“. Damit begann die entscheidende Wendung, dass man von dem Sitze der Krankheit auf das Wesen derselben überging, und dass man von dem Wesen auf die Ursachen schloss.

Die berühmte Schule, welche den Namen der „Pariser Schule" trug, hat das grosse Verdienst gehabt, innerhalb der verschiedenen „Gegenden" des Körpers diejenigen Organe aufzusuchen, welche in Wirklichkeit die Sitze der Krankheiten waren, z. B. in der Brust die Lunge, das Herz, die Pleura. So erklärte sich die Thatsache, dass auch zur Zeit unseres ersten Congresses die besondere Richtung der Pariser Schule dadurch bezeichnet wurde, dass sie sich als die des Organicismus benannte.

Aber ihre grössten Männer erkannten schon damals, dass das Organ nicht als die letzte Quelle der pathologischen Erkenntniss gelten könne. Bichat ist es gewesen, der die Organe in ihre einzelnen Gewebe (tissus) auflöste, und der damit die Aufgabe der weiteren Forschung für alle Zeit festlegte. So entstand unter seinen Händen die allgemeine Anatomie, aus der unsere Generation die Gewebelehre (Histologie) herausgebildet hat. Dieses Letztere geschah unter der consequenten Anwendung des neuen Hülfsmittels, welches die moderne Entwickelung der Wissenschaft möglich gemacht hat. Sie wissen Alle, dass dieses das Mikroskop war.

Ich will nicht davon sprechen, dass mit der mikroskopischen Histologie eine andere Wissenschaft zum Durchbruch gelangte, welche wesentlich deutschen Ursprunges war: die Embryologie. Mit ihr wurde auch für die Pathologie die Entwicklungsgeschichte der einzelnen Krankheit und damit die Frage nach den Ursachen derselben zum Hauptgegenstande der Untersuchung. Damit war der Process der Umgestaltung der Pathologie eingeleitet, der auch jetzt nicht abgeschlossen ist. Aber er hat die Nothwendigkeit gelehrt, an die Stelle der pathologischen Anatomie eine pathologische Physiologie, an die Stelle des todten Materials das lebende zu setzen. —

Ich habe für meine heutige Betrachtung als Beispiel und Ausgangspunkt das Thema

Traumaticismus und Infection

gewählt.

Trauma bedeutet wörtlich eine Verwundung oder, ganz allgemein ausgedrückt, eine durch Eindringen eines fremden Körpers entstandene Trennung des Zusammenhanges (Laesio continui). Dabei denkt man zunächst immer an die Oberfläche des Körpers, insbesondere an die Haut und die Unterhaut. In der Sprache der Aerzte hat das Trauma aber allmählich eine weiter ausgedehnte Verwendung gefunden. Man hat mehr und mehr auf den Nachweis einer Laesio contiuui, wenigstens einer äusserlich erkennbaren, verzichtet und sich damit begnügt, die Entstehung der fraglichen Veränderung durch eine äussere Gewalt-Einwirkung als Kriterium zu benutzen. Als bestes Beispiel dafür muss die Quetschung (Contusio) angeführt werden. Von den gequetschten Wunden kann hier abgesehen werden; bei diesen handelt es sich nur um die Verbindung einer Wunde mit einer Quetschung. Für meine heutige Betrachtung genügt die Quetschung ohne äussere Continuitäts-Trennung. Unsere Chirurgen nennen sie gleichfalls „traumatisch".

In der That kommen dabei Veränderungen vor, welche so sehr mit denen bei gequetschten Wunden übereinstimmen, dass man sie nach denselben Gesichtspunkten beurtheilen darf. Um leichter verständlich zu sein, will ich die Quetschungen, welche mit einer Verwundung verbunden sind, offene (Contusiones apertae), diejenigen, bei welchen die Hautdecken eine Trennung des Zusammenhanges nicht erlitten haben, verborgene (Contusiones occultae) nennen. Selbstverständlich gehören in die zweite Kategorie die meisten der gewöhnlichen Quetschungen.

Was geschieht nun bei der Entstehung der letzteren? Hier muss man unterscheiden, ob der gequetschte Theil Blutgefässe besitzt oder nicht. In der landläufigen Betrachtung stellt man sich fast immer vor, dass jeder lebende Theil des Körpers Blutgefässe besitze und durch diese ernährt werde. Das ist jedoch eine Petitio principii, die nicht einfach zugestanden werden darf. Ich habe schon im Anfange meiner selbständigen Untersuchungen, vor länger als 70 Jahren, gerade die gefässlosen Gewebe zum Gegenstande meiner Beobachtungen gemacht. Zu meiner eigenen Ueberraschung wuchs die Zahl solcher Gewebe unter meinen Händen. Dabei muss ich freilich vorweg bemerken, dass nicht alle Gefässe in Beziehung auf ihre nutritiven Eigenschaften gleich gestellt werden dürfen: hier handelt es sich in erster Linie um Capillargefässe, und zwar um solche, welche in Wirklichkeit zu dem Gewebe gehören, das ernährt werden soll. Manche Gewebe besitzen aber wohl Gefässe, jedoch keine Capillargefässe. Das stärkste Beispiel, welches die Organisation des menschlichen Körpers darbietet, ist der Nabelstrang: er enthält ganz grosse Gefässe, nehmlich die beiden Arteriae umbilicales und die Vena umbilicalis, aber kein Capillargefäss. Erst am Ende des Nabelstranges, am Uebergange zur Placenta, treffen wir auf Capillaren; diese aber erlangen eine nutritive Bedeutung erst in den Zotten der Placenta; der Nabelstrang selbst wird durch sie nicht ernährt. So haben auch die Aorta, das grösste arterielle Gefäss des Körpers, und ebenso die obere und die untere Hohlader für dasjenige Gewebe oder Organ, durch welches hindurch sie das Blut leiten, keine nutritive Bedeutung. Eine solche wird erst da erkennbar, wo die grösseren Gefässe anfangen, sich in Capillaren aufzulösen.

Und doch ernähren sich auch die gefässlosen Gewebe. Nur geschieht dies nicht durch Stoffe, welche durch Capillargefässe direct in sie hinein ergossen werden, sondern durch Stoffe, welche sie ihrer Nachbarschaft entziehen, mögen nun diese Stoffe in einem Gewebe enthalten sein (Gewebssäfte), oder in einem benachbarten Hohlraum (serösem Sack) sich befinden. Von jeher ist man geneigt gewesen, diese Stoffe, insofern sie flüssig sind, seröse Stoffe oder geradezu Serum zu nennen. Man muss nur nicht voraussetzen, dass alle diese „serösen“ Stoffe Blutserum seien. So weiss Jedermann, dass die Gelenkflüssigkeit kein Serum ist, man nennt sie „Synovia“.

So lange aber, als man daran festhielt, alle Gewebssäfte und Höhlen-Flüssigkeiten für Serum zu erklären, nahm man auch ohne Weiteres an, dass sie aus Gefässen ausgeschwitzt seien und direct aus dem Blute herstammten. Daraus folgte die weitverbreitete Lehre von den Exsudaten, an welche sich sofort die Lehre von den Krasen des Blutes selbst anschloss. Nichts erschien mehr selbstverständlich, als dass die in den Exsudaten enthaltenen Ernährungsstoffe im Blute präformirt sein müssten. Jeder Vorgang der Ernährung erschien demnach als directe Folge einer Exsudation, welche in das Gewebe eindringe und den Ersatz der verbrauchten Gewebsbestandtheile besorge. Die Gewebe selbst wurden dadurch zu einer ganz passiven Rolle herabgedrückt.

Meine Auffassung ist eine diametral entgegengesetzte. Sie geht davon aus, dass die Ernährung eine Thätigkeit der Gewebe darstellt: ich bin damit auf die Lehre von dem Eigenleben der Gewebe, der sogenannten Vita propria, zurückgegangen. Damit wurde zugleich die Grundlage für die cellulare Auffassung der nutritiven Vorgänge und, soweit es sich um pathologische Vorgänge handelt, die Grundlage der Cellular-Pathologie gewonnen. Einerseits konnte nur ein aus Zellen zusammengesetzter oder mit Zellen ausgestatteter Theil als lebend betrachtet werden; andererseits musste auch ein aus Zellen zusammengesetzter oder damit ausgestatteter Theil als todt gelten, sobald seine Zellen aufgehört hatten, lebendig zu sein. Für eine correcte Deutung der pathologischen Vorgänge in den einzelnen Theilen war es also nöthig, scharfe Diagnosen für den Fortbestand des Lebens in ihnen aufzufinden.

Diese Seite der Forschung hat uns während des letzten Decenniums anhaltend beschäftigt. Noch jetzt sind wir nicht mit allen Einzelpunkten zu einem Abschluss gelangt. Indess giebt es schon eine grosse Anzahl der wichtigsten Krankheiten, an denen wir zeigen können, dass es sich bei ihnen um ein Absterben der Zellen handelt, dass also das sogenannte „Krankheits-Product“ ein wahres Caput mortuum ist. Ich erinnere an die amyloide Degeneration, bei der nach meiner Auffassung jeder Versuch einer Heilung, d. h. einer restitutio in integrum, vergeblich ist. Sie hat ihr Analogon in der Petrificatio, die nur desshalb so häufig missverstanden ist, weil man sie mit der Ossificatio zusammengeworfen hat. Versteinerung und Verknöcherung sind himmelweit verschieden von einander, denn bei der ersteren versteinern die Zellen, bei der letzteren die Intercellularsubstanz. Das Blut kann durch amyloide Arterien strömen, wie durch petrificirte, und doch kann das Gewebe neben diesen Gefässen noch seine Vita propria bewahren, weil es seine Ernährungs-Materialien aus der Nachbarschaft bezieht. Darum können in einem von amyloider Degeneration befallenen Organ gleichzeitig andere Processe, z. B. solche irritativer Natur eintreten, welche keineswegs eine unmittelbare Folge der amyloiden Veränderung der Gefässe sind. Der sogenannte Morbus Brightii ist häufig ein gemischter

Process, bei welchem neben Amyloid der Arterien eine parenchymatöse Nephritis, also ein irritativer Process, an den Epithelien stattfindet. In derselben Weise treffen wir eine Myocarditis parenchymatosa in der Nähe petrificirter Aeste der Arteriae coronariae cordis. Man hat sich vielfach darin getäuscht, dass man diese parenchymatösen Entzündungen, also Reizungsvorgänge, als passive Störungen des Ernährungs-Vorganges deutete. Damit soll keineswegs geleugnet werden, dass Amyloid oder Petrification der Arterien ausser Stande seien, passive Störungen der Ernährung hervorzubringen, aber ein wirkliches Absterben des Parenchyms wird dadurch nicht jedesmal hervorgebracht, weil auch ausgedehnte Veränderungen der Arterien durch regulatorische Vorgänge im Capillar-Apparat ausgeglichen werden können.

Das Verständniss dieser gemischten Zustände würde wahrscheinlich viel früher gewonnen sein, wenn nicht die Vorstellung von der einheitlichen Natur des lebenden Organismus allgemein angenommen worden wäre. Diese Vorstellung ist ja an sich sehr natürlich. Der Mensch wird von jedermann ohne Weiteres als eine Einheit betrachtet: jeder fühlt sich selbst als eine solche. Bei genauerer Erwägung erkennt man, dass zweierlei Wege zu dieser Auffassung führen: der eine ist der psychologische, auf dem als die einheitliche Formel das Ich construirt wird; der andere ist der physiologische, auf dem als Ausdruck des Lebens die Athmung erscheint. So beweisend diese, aus der Erfahrung hergenommenen Beispiele erscheinen, so haben sie doch nur Geltung für die zusammengesetzten Organismen, wie der Mensch einer ist. Für die einfachen Organismen, wie wir deren sowohl im thierischen, als im pflanzlichen Gebiet antreffen, verlieren sie ihre Bedeutung: das Ich kann nur in einem denkenden und wollenden Wesen zum Bewusstsein kommen, und die Athmung erfordert eine ganze Reihe complicirter Einrichtungen, welche in einem einfachen Organismus nicht vorhanden sind. Ein wirklich einfacher lebender Organismus findet sich nur in einer einzigen Form der uns bekannten Welt, nehmlich in der Zelle. Nun kann man durch allerlei Argumentationen dahin kommen, auch einer einzelnen lebenden Zelle Denken und Athmen zuzusprechen; aber bei einem Vergleich mit einem zusammengesetzten lebenden Organismus ergiebt sich sofort, dass der Begriff des Denkens sich überhaupt nicht übertragen lässt auf eine Zelle, und dass das Athmen einer solchen sich auf den einfachen Austausch von Gasen, vorzugsweise von Sauerstoff und Kohlensäure, beschränkt. Wenn wir sagen: „der Mensch athmet," so versteht jedermann darunter die zusammenwirkende Thätigkeit eines hochorganisirten Organs, der Lunge, und vieler Muskeln. Das Eigenleben der Gewebe oder der Zellen vollzieht sich, ohne dass wir dazu die Thätigkeit denkender oder athmender Theile anrufen.

Der lebende Organismus des Menschen und der höheren Thiere wird, wie der der Pflanzen, nicht durch eine einzige (einheitliche) Thätigkeit, beziehungsweise Kraft beherrscht. Er ist in der That eine Mehrheit, deren einzelne Glieder, die Zellen, jedes für sich, lebendige Thätigkeit ausüben und eigenes Leben besitzen. Man kann ihn nur verstehen, wenn man sich daran gewöhnt, ihn als eine gesellschaftliche Ordnung zu betrachten. Diese Ordnung hat ihre bestimmte Regelung in der auf dem Wege der Vererbung übertragenen Entwickelung der einzelnen Theile, welche innerhalb der Lebewelt für jede Art und Gattung (Species und Genus) feststeht. So gewinnt der Kenner die Merkmale für die besondere Art von Lebewesen, die er vor sich hat: Zahl, Grösse, Form und Zusammensetzung der anatomischen Bestandtheile werden ermittelt. Freilich erleidet die Beständigkeit dieser Eigenschaften häufig Störungen; das ungeübte Auge genügt nicht, um eine Diagnose zu sichern. Ein Mensch sollte gesetzmässig an jeder Hand fünf Finger haben, aber er hört dadurch nicht auf, ein Mensch zu sein, dass er nur vier, oder nur drei, oder gar keine Finger hat. Umgekehrt kann ein Mensch sechs Finger an einer Hand haben oder noch mehr, ohne dass wir ein Recht haben, seine Natur als Mensch zu bezweifeln. Es darf nur kein Finger darunter sein, der Bestandtheile enthält, wie sie ein menschlicher Finger nicht zu besitzen pflegt. Wäre dies indess der Fall, so könnte es sich immer noch um eine blosse Störung handeln; ein solcher Mensch wäre dann Träger einer pathologischen Anomalie, aber nicht eine neue Species oder ein neues Genus von Lebewesen.

Die Einheitlichkeit seines Körpers wird dadurch nicht aufgehoben, dass die Zahl, die Grösse, die Form oder die Zusammensetzung einzelner Theile verändert wird. Die veränderten Theile müssen nur lebendig bleiben. Aber selbst diese Beschränkung ist nur unter Vorbehalt zuzugestehen. Nicht selten dringen Fremdkörper in den Organismus ein und bleiben darin liegen, ohne an dem Leben theilzunehmen, aber auch, ohne das Leben des Individuums zu vernichten. Von abgeschossenen Kugeln und von Farbstoffen, wie sie zur Tättowirung gebraucht werden, ist dieses allgemein bekannt. Sie sind todte Theile, die niemals Leben hatten und es auch nicht erhalten.

An sie reihen sich die belebten Fremdkörper, welche in besonderer Häufigkeit in Menschen und in Thiere gelangen und darin fortleben. Zweifellos stören sie die Einheitlichkeit des Lebens: ihr Leben hat aber mit dem Leben des Individuums, in dem sie wohnen, nichts zu thun. Sie leben als Parasiten, d. h. auf Kosten dieses Organismus, des sogen. Wirthes, und diese Art von Symbiose kann recht lange dauern, ohne dass die Existenz des Wirthes, des Autositen, dadurch bedroht wird. Es giebt kein bestimmtes Maass für die Dauer eines solchen Verhältnisses, aber ich habe für einige der häufigsten Parasiten des Menschen, namentlich für Trichinen und Echinokocken, gut beglaubigte Zeugnisse gesammelt, welche darthun, dass solche Parasiten Decennien hindurch im Menschen leben können.

Dieses Leben ist sonach ein doppeltes: das Leben des Autositen und das Leben des Parasiten. Beide können einander stören. Dann entsteht eine parasitäre Krankheit. Aber auch diese hat keinen einheitlichen Character, denn die Erkrankung kann den Autositen, oder den Parasiten, oder beide treffen. In dem zweiten Falle kann der Parasit sterben, während der Autosit am Leben bleibt. Geschieht das, so gestaltet sich das biologische Verhältniss so, dass ein gemischter Zustand entsteht, der mehr oder weniger bestimmt wird von dem Verhalten des eingedrungenen todten Fremdkörpers. Der wesentliche Unterschied besteht darin, dass der durch die Anwesenheit von Fremdkörpern an sich erzeugte Zustand entweder ein blosses Toleranz-Verhältniss oder eine wirkliche Krankheit sein kann. Wenn man erwägt, dass Fälle bekannt sind, in denen ein einziger Mensch 6 Millionen und mehr Trichinen in seinem Fleisch beherbergte, so ist es gewiss schwer, sich vorzustellen, wie der Organismus tolerant genug sein kann, ein solches Uebermaass zu ertragen.

Es würde etwas zu weit führen, wenn wir erörtern wollten, warum die Einwanderung desselben Parasiten in den menschlichen Organismus bei dem einen Menschen eine Krankheit hervorbringt, von einem anderen dagegen ertragen wird, ohne dass eine Krankheit entsteht. Man pflegt in dieser Betrachtung schliesslich auf die verschiedene Disposition des Menschen und der Gewebe zurückzugehen. Eine andere Fragestellung ergiebt sich, wenn wir verschiedene Arten von Parasiten in Beziehung auf ihre Wirkungen vergleichen. Die Antwort kann auf die verschiedenartige mechanische Ausstattung des Parasiten, z. B. auf seine rauhe, stachlige Haut, auf die besondere Einrichtung seiner Fresswerkzeuge u.s.w., oder auf besondere Absonderungen des Parasiten, namentlich auf giftige, gerichtet werden.

Im Allgemeinen lässt sich sagen, dass die Schädlichkeit der pflanzlichen Parasiten vorzugsweise durch ihre giftigen Absonderungen, die der thierischen mehr durch ihre mechanischen Angriffe bedingt ist. Nehmen wir als Beispiel für die thierischen Parasiten die schon erwähnten Trichinen, die durch die Massenhaftigkeit ihrer Invasion weit über die anderen parasitischen Thiere hervorragen: es ist bekannt, dass durch ihre Invasion eine gefährliche, zuweilen tödtliche Krankheit, die Trichinose, hervorgebracht werden kann. Früher war man geneigt, auch diese Krankheit als eine Vergiftung anzusehen, welche durch eine giftige Absonderung der Thiere erzeugt werde. Aber die Trichinen dringen in die feineren Muskel-Elemente, die sogenannten Muskelfasern, ein und erregen in denselben an ihrem Sitze entzündliche Veränderungen, während die anderen Theile der Fasern zerfallen und atrophisch werden. Das genügt, um die inneren Vorgänge bei der Trichinose zu deuten und den Grund der weiteren Störungen zu begreifen.

Ganz anders verhalten sich die schädlichen Parasiten aus dem Pflanzenreich. Unter diesen stehen obenan die kleinsten parasitären Lebewesen, die man in der neueren Zeit gewöhnlich unter dem Namen der Bakterien zusammenfasst. Diese Bezeichnung ist im Grunde incorrect, denn Bakterium ist ein Stäbchen, also ein längliches Gebilde; als die Botaniker, aus Mangel an einer geeigneten Bezeichnung, auch gewisse kuglige Parasiten mit demselben Namen (Kugel-Bakterien) belegten, wurde der

Grund zu einer noch jetzt nicht ganz beseitigten Verwirrung gelegt. Nehmen wir indess den Namen Bakterien vorläufig in diesem weiten Sinne, so lassen sich doch gewisse allgemein gültige Eigenschaften für die ganze Gruppe anführen. Die erste und wichtigste ist die Giftigkeit vieler Bakterien. Schon lange, bevor die Bakterien selbst aufgefunden wurden, unterschied man eine Anzahl von Krankheiten unter der Bezeichnung der virulenten. Virus, Gift, ist nahe verwandt mit Venenum, welches die Bedeutung von Gift im herkömmlichen Sinne hat. Aber Venenum ist eine blosse Substanz, welche als solche wirkt, jedoch nur so lange wirkt, als sie vorhanden ist, und nur in dem Maasse, als sie auf lebende Theile einwirkt; Virus dagegen ist ein Gift, welches sich im Körper vermehrt, und welches daher immer weiter wirkt, auch wenn die zuerst in den Körper eingetretene Substanz verbraucht ist. Daraus folgt die höchst gefährliche Eigenschaft der virulenten Dinge, dass von der zuerst eingebrachten Substanz, weit über den Sitz derselben hinaus, Keime abgegeben werden, welche sich im Körper verbreiten und an immer neuen Sitzen, auch an solchen, zu welchen die Bakterien nicht gelangen, Störungen hervorbringen. Ja, manche von diesen einzelnen Krankheiten werden durch losgelöste Keime auch auf andere Menschen oder Thiere übertragen: das ist die Ansteckung (Contagion); das Virus ist dadurch zu einem Contagium (Ansteckungsstoff) geworden.

Ich habe vor Jahren die Gesammtheit der virulenten Krankheiten mit dem Namen der Infections-Krankheiten belegt, da in jeder derselben schädigende Stoffe, die nicht als Venena bekannt waren, in den Körper eindringen und sich in demselben vermehren. Infection bedeutet im alten Sinne eine Verunreinigung, d. h. einen krankhaften Vorgang, durch welchen ein unreiner Stoff (Impuritas) in den Körper eingebracht wird und die Thätigkeit der lebenden Elemente beeinträchtigt. Nach meiner Gewohnheit zu denken, welche sich auf uralte Tradition stützt, sind keineswegs alle Infections-Krankheiten contagiös; ich unterscheide contagiöse und nicht contagiöse Infections-Krankheiten. So entstehen durch die Zersetzung von Absonderungs-Producten des Körpers virulente Stoffe, welche schwere Erkrankungen hervorrufen; sie erinnern an die Zersetzung des Harns, welche die gefährliche Urämie hervorruft, an die Cholämie, an die inficirenden Säfte vieler Drüsen, welche erfahrungsgemäss auch den Körper des die Säfte erzeugenden Organismus schädigen können.

Die jetzige Generation hat angefangen, diese sämmtlichen Krankheiten in eine einzige Gruppe zusammenzufassen und damit auch die Begriffe Infection und Contagion als gleichbedeutend zu gebrauchen. Da aber schon die Contagion thatsächlich häufig durch parasitäre Contagien bewirkt wird, so ist man noch einen Schritt weiter gegangen und hat auch diejenigen Contagien, bei denen es nicht gelungen ist, Bakterien besonderer Art aufzufinden, ohne Weiteres als bakterielle gestempelt. Es soll nicht geleugnet werden, dass die Möglichkeit, Bakterien auch bei Krankheiten contagiöser Art aufzufinden, bei denen dieses bisher noch nicht gelungen war, besteht, ja vielfach sehr nahe liegt; nichtsdestoweniger dürfen in einer Wissenschaft, welche objective, thatsächliche Beweise verlangt und verlangen muss, diese Möglichlichkeiten kein Gegenstand der Lehre sein. Vielleicht gelingt es, ein Bakterium der Syphilis zu finden; aber so lange, als es noch nicht gefunden ist, müssen wir als ehrliche Forscher uns damit begnügen, die Syphilis als eine virulente Krankheit zu bezeichnen. Dasselbe gilt von der Hundswuth, den Pocken, dem Fleckfieber (Typhus exanthematicus), dem Scharlach. Möge die wissenschaftliche Forschung nach den vermutheten Bakterien fortfahren, objectiv zu arbeiten, aber halten wir die Grenzen inne, welche die beobachtende, objective Kenntniss von der constructiven, subjectiven trennen.

Noch eine andere Schwierigkeit tritt dem vorzeitigen Abschlusse der Doctrin entgegen. Es ist gelungen, für eine gewisse Anzahl von infectiösen Krankheiten den Beweis zu erbringen, dass die Schädlichkeit der bei ihnen vorkommenden Bakterien darin besteht, dass die kleinen Pflanzen in ihrem Lebensvorgang giftige Stoffe erzeugen, dass sie also thatsächlich zu den Giftpflanzen gehören. Diese Bakterien-Gifte lassen sich durch chemische Methoden von den Bakterien ablösen und rein darstellen. So schwindet ein Haupt-Unterschied der virulenten Zustände von den bloss venenösen. Aber die virulenten Gifte behalten doch immer die Besonderheit, dass sie sich nicht von sich aus vermehren. Daher werden sie auch nicht contagiös in dem strengen Sinne, den ich vorher entwickelt habe. Selbst die häufigste Impuritas, die Fäulniss, lässt sich nur durch Fäulniss-Bakterien, aber nicht durch irgend eines der reinen Fäulniss-Gifte fortpflanzen.

Schon im Alterthum pflegte man an die Seite der Fäulniss (Putrescentia, Sepsis) die Gährung (Fermentatio, Zymosis) zu stellen, ja manche hielten beide Processe für identisch. Das ist nun freilich nicht der Fall; abgesehen von dem Umstande, dass der pflanzliche Körper, welcher die Gährung erzeugt, eigentlich kein Bakterium, sondern ein mikroskopischer Kettenpilz ist, so ist das Product der Gährung Alkohol, eine Substanz, die nicht durch Fäulniss entsteht, und die ganz andere Eigenschaften besitzt, als die Fäulniss-Producte. Alkohol ist ein Gift, und er entsteht als ein Absonderungs-Product der Gährungspilze. Jahrhunderte, ehe man diese Pilze mit dem Mikroskope entdeckte, kannte man schon den Bodensatz gährender Flüssigkeiten, die sogenannte Hefe, welche gährungsfähige Pflanzenstoffe durch eine Art von Ansteckung in Gährung versetzt. Es besteht also ein gewisser Parallelismus zwischen Gährung und Fäulniss, nur mit dem cardinalen Unterschiede, dass die Hefe nicht aus Alkohol besteht und dass Alkohol nicht contagiös wirkt. Und daher gehört der Alkoholismus nicht zu den virulenten Krankheiten und der Alkohol ist kein Virus, sondern ein Venenum.

Diese Beispiele werden genügen, um zu lernen, dass die Deutung solcher Krankheiten nicht einfach auf dem Wege der Analogie gefunden werden kann, und dass der Begriff der Infection eine grössere Zahl ähnlicher, aber nicht identischer Zustände umfasst. Die Nothwendigkeit, genau zu unterscheiden, wird insbesondere klar, wenn man die praktischen Fälle zu analysiren versucht, in denen eine Infection stattfindet oder vermuthet wird. In erster Linie ist dabei zu ermitteln, ob die Infection durch bakterielle Keime bewirkt wird. Ich spreche hier nicht von solchen Processen, bei denen eine bakterielle Ursache vermuthet wird oder bloss wahrscheinlich ist, sondern von denjenigen, wo ein bestimmtes Bakterium nachgewiesen wird. Woher aber stammt dieses Bakterium? Wenn man sagt: aus Ansteckung, so fragt es sich, wie ist dieses Bakterium an oder in den Körper des Kranken gekommen? Bis tief in das eben abgelaufene 18. Jahrhundert hielt man es für möglich, dass Bakterien durch die Zersetzung lebender oder todter Gewebstheile entstehen könnten. Wäre dieses der Fall, so hätten wir es mit einer Art von Urzeugung zu thun, mit einer Generatio aequivoca.

Das 19. Jahrhundert hat der Lehre von der Urzeugung ein endgültiges Ende bereitet. Innerhalb der Bakteriologie ist dies durch die musterhaften Versuche von Pasteur geschehen; ihm gebührt das unsterbliche Verdienst, für die Gährung und für wichtige Arten der Fäulniss den Nachweis geführt zu haben, dass die Ansteckung und die daraus folgende Infection durch die Uebertragung fertiger Keime eingeleitet wird, und dass auch disponirte Substanzen, wenn die Einfuhr von Keimen gehindert wird, selbst bei langer Aufbewahrung, weder in Gährung, noch in Fäulniss übergehen. Die sogenannte Autoinfection, an der man auch jetzt noch festhält, ist nicht auf eine Urzeugung neuer Keime, sondern auf eine im Körper des Kranken fortdauernde Vermehrung vorhandener Keime zu beziehen. Auf dieser Grundlage hat dann Lister das antiseptische Verfahren bei Wundkrankheiten ausgebildet, — die grösste therapeutische Verbesserung, welche die Chirurgie jemals erfahren hat, und zugleich ein unbestreitbares Beweismittel für die Nichtigkeit der Hypothese von der Urzeugung der Fäulnisskeime.

Die Hartnäckigkeit der Anhänger der alten Schule erklärt sich aus der Gewohnheit, die theoretische Speculation als Ausgangspunkt für die Lehre von der Entwickelungsgeschichte der lebenden Wesen zu benutzen. Wer die Weltschöpfung nicht als eine wirkliche Neuschöpfung annimmt, sondern die Entstehung der einzelnen Wesen durch eine fortschreitende Organisation unorganischer Stoffe und eine immer vollkommener werdende Ausgestaltung der ersten Anlagen begreiflich zu machen sucht, der wird unmerklich und oft genug unbewusst zu der Auffassung geführt, dass das Leben selbst das Product dieser Organisation und Ausgestaltung gewesen sei. Allein niemals ist eine freiwillige Organisation und Ausgestaltung derselben beobachtet worden. Alle Versuche, lebende Substanz aus unorganischen Stoffen oder gar aus Elementarstoffen herzustellen, sind gescheitert. Im Gegentheil, alle Beispiele, welche man dafür anzuführen pflegte, sind durch genauere

Beobachtung, insbesondere durch Versuche, als unzutreffend erkannt worden.

Am längsten hat sich die Lehre von der Urzeugung in einem Theile der Pathologie, demjenigen von der pathologischen Neubildung, erhalten. Hier glaubte man die Annahme von der Entstehung neuer Gewebe, oder kürzer ausgedrückt, neuer Zellen, ganz sicher auf die Präexistenz organoplastischer Stoffe stützen zu können. Als den vorzüglichsten Stoff dieser Art bezeichnete man das Fibrin (den Faserstoff), in völligem Einklange mit der Lehre von Haller, der die Faser (fibra) das Grund- und Urgewebe des Körpers nannte. Wir Pathologen haben die Schwächen dieser Doctrin durch consequente Beobachtung der Anfänge der pathologischen Neubildung dargethan und die Unzulässigkeit der Identificirung dieser Neubildung mit der foetalen durch objective Thatsachen ersichtlich gemacht. An die Stelle der Urzeugung haben wir die Proliferation, d. h. die erbliche Erzeugung neuer Zellen und Gewebe aus vorhandenen Zellen und Geweben gesetzt. Wenn dabei die jungen Zellen und Gewebe Eigenschaften zeigen, wie die Zellen und Gewebe des Embryo sie besitzen, so folgt daraus nicht, dass sie discontinuirlich neben embryonalen entstanden sind. Es ist ein blosses Spiel mit Worten, wenn man junge pathologische Zellen und Gewebe embryonale nennt. Mit dem Nachweise der pathologischen Proliferation ist die letzte Festung der Generatio aequivoca gefallen.

In einer Rede auf dem Moskauer internationalen medicinischen Congress habe ich den Satz von der Continuität des Lebens ausführlich begründet. Es bedarf keiner Auseinandersetzung, um zu zeigen, dass damit alle Phantasien von der Existenz eines discontinuirlichen Lebens oder von dem Neuanfang des Lebens aus anorganischen oder unorganisirten Theilen ausgeschlossen sind. Auf die vorhin aufgeworfene Frage, woher die Keime der infectiösen Krankheiten stammen, giebt es auch nur die eine Antwort: entweder von aussen, oder aus präexistirenden Gebilden im Innern des Körpers.

Prüfen wir von diesem Gesichtspunkte aus die praktisch wichtigen Fälle. Unter diesen stehen der Frequenz und der Wichtigkeit nach obenan die traumatischen. Alle möglichen Krankheiten und Uebel werden von den Kranken und ihnen folgend auch von den Aerzten auf ein Trauma zurückgeführt: Fracturen und Luxationen, Entzündungen und Geschwülste. Obwohl dabei manches Missverständniss, manche Willkür, manche unmotivirte Vermuthung vorkommt, lässt sich doch nicht verkennen, dass, empirisch betrachtet, ein Trauma nicht selten als der Anfang, oder, wie man auch sagen kann, als die Ursache der vorhandenen Veränderung erscheint. In der Mehrzahl der Fälle meint man aber nicht, dass die ganze Veränderung die directe Folge der äusseren Eiwirkung war, sondern nur, dass aus der ersten Veränderung sich secundäre Störungen entwickelt haben, welche die spätere Veränderung bedingt haben.

Wie ich vorher erwähnte, erzeugt das Trauma an gefässhaltigen Theilen am häufigsten eine Quetschung. Dabei zerreissen Blutgefässe, stets capillare, zuweilen auch grössere, Arterien oder Venen, und das austretende Blut ergiesst sich in die Umgebung, sei es (bei Rupturen und Wunden) in die zerrissenen oder zerschnittenen u. s. w. Stellen, sei es weiterhin als Infiltration in das Gewebe selbst. Früher betrachtete man vielfach dieses Extravasat als das Plasma für neues Gewebe oder auch für Eiterung; das neue Gewebe konnte, so meinte man, regeneratives oder geschwulst-artiges sein. Dabei war nicht ausgeschlossen, dass auch das alte Gewebe in Entzündung oder Proliferation gerieth. Am gewöhnlichsten hielt man sich an das von John Hunter angegebene Schema, wonach eine Entzündung entweder adhäsiv oder eiterig sein konnte. Die unmittelbare Beziehung zwischen Geschwulstbildung und Quetschung ist erst in der neueren Zeit häufiger benutzt worden.

Für die Erklärung solcher Vorgänge ist die Beantwortung der Vorfrage nicht zu entbehren: Was kann aus extravasirtem Blut werden? Nach der Theorie von der Urzeugung aus plastischem Exsudat erschien nichts einfacher, als dass aus Blut auch Bindegewebe oder Eiter oder gelegentlich Geschwulstmasse entstehen könne, oder, ganz allgemein ausgedrückt, dass Extravasat, wie Exsudat, „sich organisiren“ könne. Diese Art der Organisation hat sich durch praktische Erfahrung nicht nachweisen lassen. Bindegewebe entsteht jedesmal durch Proliferation aus vorhandenem Gewebe. Eiter besteht in der Hauptsache aus ausgewanderten farblosen Blutkörperchen (Leukocyten). Die Entstehung von Geschwulstzellen ist an die Erzeugung neuer Zellen aus Muttergeweben (Matrices) geknüpft. Das extravasirte Blut ist bei keinem dieser Vorgänge activ betheiligt. Der Versuch einiger Enthusiasten, als die eigentlichen Matrices in allen Fällen Leukocyten aufzustellen, ist als gescheitert anzusehen. Die häufigste und in ihrer Art wichtigste Veränderung, welche in Extravasaten vor sich geht, und welche gleichsam eine Organisation darstellt, ist die Pigment-Bildung. In einer meiner frühesten experimentellen Untersuchungen habe ich dargethan, dass dieses Pigment aus einer Metamorphose des Blutrothes, also der rothen Blutkörperchen entsteht, und zwar nicht durch eine Organisation, sondern durch eine chemische Umsetzung, welche in keiner Weise an die Blutkörperchen selbst, sondern nur an den in ihnen enthaltenen Farbstoff (Hämoglobin) geknüpft ist. Bei dieser Umbildung gehen die Blutkörperchen zu Grunde, sie sterben ab, es handelt sich um einen nekrobiotischen Vorgang.

Um nicht missverstanden zu werden, setze ich hinzu, dass nicht alle Pigment-Bildung an rothe Blutkörperchen gebunden oder geradezu nekrobiotisch ist; es giebt auch eine Pigment-Bildung, welche im Innern farbloser Zellen durch eine Umwandlung (Metabolie) ihres farblosen Inhalts zu Stande kommt. Das sind dann die eigentlichen Pigmentzellen, welche alle Eigenschaften lebender Zellen an sich tragen. Für die uns beschäftigende Frage kommen sie gar nicht in Betracht. Als eigentliche Folgen einer Contusion und der dabei entstandenen Extravasation genügt es, zu wissen, dass daraus ein nekrobiotischer Process hervorgehen kann. Aber auch dieser hat eine sehr geringe pathologische Bedeutung.

Was die Aufmerksamkeit der Aerzte, vorzugsweise der Chirurgen, in Anspruch genommen hat, das war die Eiterung, und zwar diejenige Eiterung, welche bei „verborgener Contusion“ entsteht. Vorzugsweise waren es zwei Fälle, welche auf die Umgestaltung einer Contusionsstelle in einen Eiterheerd bezogen wurden. Wir haben dafür die beiden classischen Beispiele des Hirn-Abscesses und der Osteomyelitis. Beidemal handelt es sich um eine Eiterung; bei dem Hirn-Abscess um eine geschlossene Höhle, welche an die Stelle gequetschter Hirn-Substanz getreten ist (Substitutio), bei der Osteomyelitis gewöhnlich um eine Durchsetzung des Knochenmarkes mit Eiter (Infiltratio). Allerdings können beide Veränderungen auch bei offener Contusion, nach Traumen mit einer Laesio continui der bedeckenden Theile zu Stande kommen, aber der schwierige Fall ist der, dass der Eiterheerd entfernt von der Oberfläche, von dieser durch eine mehr oder weniger dicke Bedeckung getrennt, sich bildet. Jemand fällt z. B. auf den Hinterkopf, ohne dass die Haut oder die Muskeln oder die Knochen eine Laesio continui erfahren, und doch entsteht mitten im Hinterlappen des Grosshirns ein Abscess. Oder: jemand erhält einen heftigen Schlag auf den Oberarm, ohne dass eine Hautwunde oder ein Knochenbruch entsteht, und doch entzündet sich in der geschlossenen Markhöhle das Mark, und an dessen Stelle tritt ein Eiterheerd.

Gäbe es hier nicht mehr als Eiter, so könnte man sich damit begnügen, dass durch den Stoss eine Verletzung in distans eingetreten sei, und dass sich um den verletzten Theil eine Ansammlung von Leukocyten gebildet habe. Giebt es doch nach allgemeinem Consensus eine Art der traumatischen Blutung in der Schädelhöhle, welche in grösserer Entfernung von der Stelle der Gewalt-Einwirkung, ja in der Diagonale der Stoss-Richtung zu Stande kommt (Apoplexie par contrecoup). Aber bei der Eiterung tritt noch ein anderes Moment in Wirksamkeit: das ist die Gegenwart parasitärer Wesen in dem Eiter. Wenn diese „Eiterkocken“ oder „Eiterbakterien“ nicht an Ort und Stelle entstanden sind, was anzunehmen wir nach dem früher Mitgetheilten nicht berechtigt sind, so giebt es keine andere Möglichkeit, als dass sie von aussen hineingekommen sind. Aber wie soll dieses geschehen sein, ohne dass eine Laesio continui von aussen her bis in das Gehirn oder den Knochen hinein stattgefunden hat? Anscheinend ist dieses nicht der Fall. Ueber diesen Punkt sind die ausgedehntesten Untersuchungen angestellt worden, und doch sind selbst die Chirurgen zu keinem definitiven Abschluss gekommen. Ein Theil von ihnen, und darunter befindet sich unser so scharfsinniger und vorsichtiger Präsident, Mr. Lannelongue, ist dabei stehen geblieben, dass man bei einem genauen Kranken-Examen in fast allen Fällen feststellen könne, dass schon vor der Erkrankung des Knochens eine Verletzung der Haut oder einer Schleimhaut vorhanden gewesen sei, wenn dieses auch nur Excoriationen oder Frostbeulen oder Aphthen gewesen seien. Andere haben sich damit nicht begnügt; sie haben Experimente mitgetheilt, nach denen auch durch die unverletzte Haut Kocken in den Körper eindringen sollen. So auffällig diese Angabe ist, so lässt sich nach meiner Erfahrung doch die Thatsache nicht bezweifeln, dass die allgemeine Annahme, es seien die Epidermis und das Epithel sichere Schutzdecken gegen das Eindringen von Parasiten, sich in der Praxis bewahrheitet. Aber ein solcher Schutz kann nur durch Deckschichten von absoluter Dichtigkeit gewährt werden, und die heutigen Methoden der Untersuchung erstrecken sich in der Regel nicht auf eine so genaue Durchforschung der Structur-Verhältnisse, dass ein objectiver Beweis für die Durchlässigkeit oder Undurchlässigkeit der Deckschichten gewonnen werden könnte. Sind doch bakterielle Elemente auch im Blute solcher Menschen gesehen worden, die keine erkennbaren Wunden, Erosionen oder Laesiones continui darboten. Es bleibt deshalb nichts übrig, als dass wir uns in solchen Fällen bescheiden, Infectionskörper in den Eiterheerden und im Blute aufzusuchen, ohne den directen Nachweis des Invasions-Processes selbst zu fordern. Zum mindesten halte ich es für unzulässig, in Fällen, wo der Eiterheerd in beträchtlicher Entfernung von der unversehrten Oberfläche liegt, wie es zuweilen im Gehirn der Fall ist, die Entstehung der Eiterung auf das clandestine Eindringen von Parasiten an der Contusionsstelle zurückzuführen.

Aus einer Berücksichtigung dieser Sätze gehen wichtige Folgerungen für die forensische Medicin hervor, auf die ich heute jedoch nicht eingehen will. Es könnte aber scheinen, als ob ein bestimmtes Urtheil über den Ausgangspunkt einer solchen Erkrankung durch die Bestimmung über die Natur des aufgefundenen Parasiten gewonnen werden könne. Eine solche Betrachtung liegt gewiss nahe, seitdem man in dem Eiter verborgener Eiterheerde verschiedene Arten von Parasiten gefunden hat. Ich erinnere vor Allem an die Aktinomykose, bei der nicht nur Osteomyelitis oft vorkommt, sondern auch metastatische Abscesse in zahlreichen inneren Organen angetroffen werden. Leider hat die Vermuthung, dass der Aktinomyces als ein „natürlicher“ Parasit auf Gramineen wächst, bei den Botanikern keine allgemeine Zustimmung gefunden; um so mehr Anerkennung verdient die Meinung, dass die Aktinomykose eine ansteckende Krankheit ist, welche von verschiedenen Hausthieren aus durch oberflächliche Continuitäts-Trennungen von Haut oder Schleimhäuten auf den Menschen, wie auf andere Thiere, übertragen werden kann.

Für sonstige Fälle von tiefsitzender Osteomyelitis nach Contusionen glaubte man Anfangs in dem gewöhnlichen Eiterbakterium, dem Staphylokockus, den Erreger entdeckt zu haben, aber weiter gehende Untersuchungen haben auch den Streptokockus, ja den Typhusbacillus verdächtigt. Der Gedanke an die Einheitlichkeit und an die Specificität der Osteomyelitis ist dadurch ebenso zurückgedrängt worden, wie der Gedanke an die Specificität der phlegmonösen Processe. Ueberall hier ist neben die locale Infection verletzter Theile die Möglichkeit einer vom Blut ausgehenden Invasion schädlicher Keime getreten, welche an entfernten Theilen neue Heerde hervorrufen.

Versuchen wir nunmehr mit den gewonnenen Erfahrungen eine kritische Vergleichung der hergebrachten Lehrsätze. Nach diesen übt das Trauma auf die nächsten Gewebe (Zellen) einen Reiz aus, dieser Reiz wird die Ursache einer Entzündung, die Entzündung macht Eiterung. So schiebt sich zwischen die durch das Trauma gesetzte, mechanische Veränderung und die Eiterung die Reizung. Da aber, wie schon erwähnt, die traumatische Veränderung in der Regel in einer Berstung von Capillaren und der Extravasation von Blut (rothen Blutkörperchen, Fibrin u. s. w.) besteht, so gehört nach der traditionellen Lehre zur Bildung eines Eiterheerdes die Umwandlung der contundirten Stelle in Eiter, die sogenannte eiterige Schmelzung (Colliquatio). Für das Verständniss eines solchen Vorganges hatte man kein mehr geeignetes Beispiel, als die Fäulniss, und so schob sich in die theoretische Formulirung unwillkürlich die Vorstellung von einer fauligen Beimischung ein. Für keine Erkrankung war diese Vorstellung mehr zutreffend, als für die Phlegmone, bei der man alle Grade bis zu der ausgemacht gangraenösen Form beobachtet. Die Osteomyelitis gangraenosa, die eigentlich immer eine Inflammatio profunda ist, konnte als geradezu typisches Beispiel verwendet werden.

Aus dem früher Mitgetheilten geht hervor, dass dies ein Irrthum war, und dass derselbe aus der missverständlichen Interpretation des Begriffes der Phlegmone hervorgegangen ist. Niemals entsteht eine Phlegmone direct aus einem einfachen Contusionsheerd; immer gehören dazu Bakterien. Die Umwandlung dieses Heerdes in einen Abscess setzt die reizende Wirkung von Bakterien voraus, die an sich mit der Contusion nicht das Mindeste zu thun haben müssen, die vielmehr in der Mehrzahl der Fälle, sei es von aussen (durch eine Wunde), sei es von innen (durch Infiltration aus dem Blut), eingedrungen sind. Diese Mikrobien, welche schädliche, vielleicht geradezu giftige Stoffe absondern, greifen die Nachbarzellen, also das Parenchym des Körpergewebes, an und versetzen dieselben entweder in Reizung, oder tödten sie. Gegen diesen Angriff wendet sich die Reaction des Gewebes, in vielen Fällen die Reaction der angegriffenen Zellen selbst, in noch mehreren die Reaction der Nachbarzellen. Das ist der Kampf der Zellen mit den Mikrobien (Bakterien u. s. w.), wie ich vor Jahren den pathologischen Hergang bei den Infections-Krankheiten genannt habe. Wenn ich den Hinweis auf diese Definition in dieser grossen Versammlung wiederhole, so geschieht es, weil ich eine bessere Formulirung nicht aufgefunden habe. Sie legt das thatsächliche Verhältniss vollkommen klar. Sie besagt, dass es sich ursprünglich um einen activen Process, um wirkliche Reizung handelt, dass aber dieser Process in einen passiven (Zerfall) oder geradesweges in Nekrose ausgehen kann.

Die Pathologen der alten Schule machten sich vielfach eine bequeme Formel zurecht, in der sie die Nekrose als direct durch das Trauma, also durch die äussere Gewalt, hervorgebracht ansahen. Die neuere Chirurgie hat diese Vorstellung fast ganz zurückgewiesen. Wenn sie nicht leugnet, dass z. B. eine Contusion ohne Weiteres mit einer (localen) Nekrose verbunden sein kann, so bezieht sie doch in der Regel das Absterben des Gewebes auf eine Ernährungsstörung und sucht den Grund dieser Störung in der Continuitäts-Trennung, namentlich in der Berstung und Zerreissung der Blutgefässe. Ich halte diese Deutung, auch abgesehen von den gefässlosen Geweben, für eine in den meisten Fällen irrige. Wie ich schon vorher ausgeführt habe, ist die Ernährung und die Erhaltung des Lebens in den Geweben keineswegs immer abhängig von der Existenz oder von der Fortdauer einer Capillar-Strömung. Ein verhältnissmässig kleiner Theil von Organen des thierischen Leibes, an erster Stelle das Gehirn und das Rückenmark, bedarf allerdings der stetigen und sich wiederholenden Einströmung von arteriellem Blut, aber zunächst mehr zu functionellen, als zu nutritiven Zwecken; erst bei längerer Entziehung treten nutritive Störungen, häufig in der Form völligen Zerfalls auf. Das ist der Vorgang, auf den ich den Namen der Nekrobiose angewendet habe, im Gegensatz zu Nekrose, was von jeher das Absterben mit relativer Erhaltung der äusseren Form bedeutet hat. Es ist leicht begreiflich, dass Nekrose hauptsächlich an festen, schwer zu verändernden Geweben, wie an Knochen, Knorpeln, elastischen Fasern vorkommt, während Nekrose des Gehirns, ausser bei dem Gesammt-Tode eines Individuums, höchst selten beobachtet wird. Wenn die nutritiven Gefässe des Gehirns verstopft werden, so entsteht in der Regel keine Nekrose, sondern Erweichung (Malacie), also ein nekrobiotischer Zustand.

Die ältere Schule hat uns einen anderen Begriff überliefert, der die directe Aufhebung der Function des Gehirns nach Gewalteinwirkung, aber ohne die Eigenschaften der Contusion, bezeichnen sollte. Das ist der Begriff der Erschütterung (Commotio). Man dachte dabei an schwere functionelle Störungen ohne anatomische, d. h. sichtbare Veränderung der Substanz, also an eine moleculäre Umgestaltung der inneren Einrichtung, wie etwa, wenn Eisen durch einen Stoss magnetisch oder ein Magnet durch ein Trauma unmagnetisch wird. Die jüngere Schule hat diesen Begriff fast ganz aufgegeben, weil er überhaupt nicht objectiv zu sein schien. Diese Negation hat jedoch wieder eine gewisse Beschränkung erfahren, seitdem man beobachtet hat, dass die Ganglienzellen bei gewissen Vergiftungen mikroskopisch wahrnehmbare Veränderungen der Kerne erleiden können, ohne dass makroskopisch irgend etwas an der Hirnsubstanz verändert erscheint. Auch giebt es noch eine andere Thatsache, welche unserer Betrachtung viel näher liegt, das ist die Verkalkung

(*Petrificatio*) der grossen Ganglienzellen in den oberflächlichen Schichten der Grosshirn-Windungen, welche nach traumatischen Einwirkungen auf den Kopf, und zwar an Contusions-Stellen, stattfindet. Ich habe die Aufmerksamkeit der Aerzte schon vor einer Reihe von Jahren darauf gerichtet, und ich finde immer wieder neue Fälle davon; niemals habe ich jedoch einen Fall beobachtet, in welchem ich die stattgehabte Versteinerung durch das Gefühl oder mit unbewaffnetem Auge hätte wahrnehmen können.

Und doch ist das dieselbe Veränderung, welche an abgestorbenen Theilen im menschlichen Körper recht häufig zu beobachten ist und an ihnen so hohe Grade erreichen kann, dass auch die grobe Sinnes-Wahrnehmung ausreicht, um sie zu erkennen. Dazu gehört die Versteinerung extra-uteriner Früchte (Lithopaedien), die Verkalkung todter Entozoen (Cysticerken, Echinokocken, Pentastomen), die Cataract-Bildung an der Krystall-Linse des Auges, die Verkalkung der Muskelfasern im Herzen, in den Arterien, in Myomen des Uterus, also ein recht häufiger pathologischer Zustand. Ich schliesse aus diesem Vorkommen, dass auch die nach traumatischen Einwirkungen petrificirten Ganglienzellen nekrotische Theile waren, welche durch Commotion ertödtet wurden.

Es würde zu weit führen, alle diese Fälle ausführlich zu beschreiben; es genügt meines Erachtens, sie im Zusammenhange aufgeführt zu haben. Für meine heutige Betrachtung wollen wir nur eine Seite der traumatischen Veränderungen ins Licht stellen, welche das gerade Gegentheil der in in neuester Zeit immer mehr betonten „*Zerfalls-Erscheinungen*“ nekrotischer Gewebe darstellt. Sie schliesst sich eng an einen anderen Vorgang an, der eine Reihe freilich mehr nekrobiotischer Processe charakterisirt: ich meine an den *progressiven Wasserverlust* absterbender Zellen und ganzer Gewebstheile, wobei das Parenchym-Wasser, gewöhnlich unter Beigabe gelöster Zell-Bestandtheile, allmählich mehr und mehr resorbirt wird. Für diesen Vorgang verwende ich die alte, aber etwas antiquirte Bezeichnung der *Eindickung* (Inspissatio). Dieselbe hat viele Aehnlichkeit mit der *Eintrocknung* (Desiccatio), nur dass diese durch Verdunstung des Parenchym-Wassers an die atmosphärische

Luft, nicht durch Resorption innerhalb des lebenden Körpers erfolgt. Die Inspissation bildet den Anfang jener grossen Reihe von käsigen Processen, deren Producte in der Scrofulose und Tuberculose genügend bekannt sind. Für die Geschichte der traumatischen Veränderungen haben sie nur eine nebensächliche Bedeutung: ein Abscess kann durch Eindickung des Eiters zu einem Käseknoten werden, aber auch ein einfaches Extravasat kann, gleich einem grossen Thrombus eines Aneurysma, in einen festen, hornartigen Körper verwandelt werden.

Das sind nach meiner Meinung ungefähr die wichtigsten Vorgänge, die sich bei einer Analyse des Traumaticismus ergeben. Mit ihrer Kenntniss muss jeder kritisch erzogene Kopf die Geheimnisse der so wichtigen, durch Gewalt-Einwirkung entstehenden Veränderungen im lebenden Körper verstehen können. Sie sind zugleich in hohem Maasse lehrreich, um begreifen zu lernen, worin die neuere Methode sich von der alten unterscheidet, und wie es gekommen ist, dass die gewöhnlichsten pathologischen Vorgänge erst verständlich geworden sind, nachdem wir die objective Forschung an die Stelle subjectiver Construction gesetzt haben. Noch fehlt mancher wichtige Stein in dem Gebäude der neuen Wissenschaft, aber wir haben das erreicht, dass die Pathologie in die Reihe der wirklichen biologischen Wissenschaften hat aufgenommen werden können. Sorgen wir dafür, dass die jungen Generationen frühzeitig an die naturwissenschaftliche Weise der Beobachtung und der Schlussfolgerung gewöhnt werden, damit kein Rückfall in die dogmatische und aprioristische Methode stattfinden kann.

FSC
www.fsc.org
MIX
Papier | Fördert
gute Waldnutzung
FSC® C083411

Zeitfracht Medien GmbH
Ferdinand-Jühlke-Straße 7
99095 Erfurt, Deutschland
produktsicherheit@kolibri360.de